TRAITEMENT

CURATIF ET PRÉSERVATIF

DE L'OBÉSITÉ

ET DE SES SUITES

AUX EAUX DE MARIENBAD

PAR

C. S. SCHINDLER

Docteur en médecine, chirurgien accoucheur,
Ancien chirurgien de l'hôpital de Pesth,
Membre titulaire de la Société d'hydrologie de Paris et de plusieurs Sociétés savantes,
Médecin aux eaux de Marienbad.

TRADUIT DE L'ALLEMAND

PAR

Le docteur LABAT

Membre titulaire de la Société d'hydrologie médicale de Paris.

PARIS

P. ASSELIN, LIBRAIRE-ÉDITEUR

Place de l'École-de-Médecine

1869

TRAITEMENT

CURATIF ET PRÉSERVATIF

DE L'OBÉSITÉ

ET DE SES SUITES

AUX EAUX DE MARIENBAD

PAR

C. S. SCHINDLER

Docteur en médecine, chirurgien accoucheur,
Ancien chirurgien de l'hôpital de Pesth,
Membre titulaire de la Société d'hydrologie de Paris et de plusieurs Sociétés savantes,
Médecin aux eaux de Marienbad.

TRADUIT DE L'ALLEMAND

PAR

Le docteur LABAT

Membre titulaire de la Société d'hydrologie médicale de Paris.

PARIS

P. ASSELIN, LIBRAIRE-ÉDITEUR

Place de l'École-de-Médecine.

1869

PARIS. — IMPRIMERIE DE E. MARTINET, RUE MIGNON, 2.

PRÉFACE DU TRADUCTEUR (1).

(Extrait des *Annales de la Société d'hydrologie médicale de Paris*.)

Le docteur Schindler, médecin aux eaux de Marienbad (Bohême), nous apporte une série d'observations intéressantes sur le traitement de l'obésité, observations recueillies l'été dernier, et faisant le complément de la brochure qu'il a publiée récemment.

Avant de vous rendre compte du travail spécialement présenté à la Société, je voudrais vous dire un mot de la brochure elle-même, en y mêlant, si vous le permettez, quelques considérations sur l'obésité.

Je me demande tout d'abord pourquoi nous trouvons si peu de choses à ce sujet dans nos souvenirs et dans les livres classiques de notre temps. Ceci me paraît tenir à deux causes : 1° la triste figure que pouvait faire en anatomie pathologique une maladie caractérisée par l'accumulation du tissu adipeux; 2° la difficulté de la classer nosologiquement.

Qu'est-ce en effet que l'obésité, et jusqu'à quel point

(1) Cette préface n'est autre que le rapport lu à la Société d'hydrologie (séance du 4 janvier 1869) sur le mémoire présenté par le docteur Schindler.

peut-elle prendre rang parmi les maladies chroniques ?
La médecine grecque était trop attentive à ce qui tou-
che à l'harmonie et aux proportions du corps, pour
oublier cette dyscrasie. Après Cælius, les nosologistes
modernes, Sauvages, Cullen, etc., l'ont rangée parmi
les cachexies. On ne lui a pas épargné les dénomina-
tions : Polysarcie, *Intumescentia adiposa* ou *saginosa*,
Polypiosis, Embonpoint, Corpulence, Physconie (de
φύςκων, ventru), etc. Tout cela n'a pas empêché qu'elle
n'ait été fort négligée des médecins.

J'ajouterai qu'on peut la considérer à deux points
de vue : d'une part, on dira que la graisse entoure
les organes d'un coussin moelleux, protection efficace
contre les injures extérieures, qu'elle assure la beauté
des formes, si disgracieuses dans l'état de maigreur,
qu'elle constitue une réserve providentielle où l'organisme puise les matériaux nécessaires à sa conservation
pendant la fièvre, la maladie, l'abstinence ; d'autre
part, quel sombre tableau ne pourrait-on pas tracer
de l'accumulation graisseuse dans la cavité thoracique (1), et de la fatale compression exercée sur les

(1) On rencontre dans les auteurs Bonnet et Lieutaud plusieurs cas
de mort par suffocation, accident plus à craindre dans l'âge mûr. Cependant Kerkringius rapporte qu'un enfant très-gras mourut suffoqué,
et que dans son cadavre on ne trouvait plus le cœur, tant il était surchargé de graisse.

organes vitaux, poumons, cœur et gros vaisseaux ; de
la proéminence de l'abdomen, triste et ridicule fardeau
qui fait de l'homme ventru une espèce d'infirme. —
En un mot, la graisse ne serait-elle pas comme la lan-
gue, la meilleure et la pire des choses?

Voici précisément où je voulais en venir : le tissu
adipeux est nécessaire à l'économie tant qu'il se main-
tient dans un juste équilibre ; dépassât-il la moyenne,
qu'on fixe à $1/20^e$ du poids total, c'est la santé, c'est
un état florissant qui vaut même quelques compliments
à l'occasion. L'excès, au contraire, est la maladie, ou
plutôt la source d'une série d'affections secondaires
bien résumées dans le livre du docteur Schindler.
Veuillez maintenant vous reporter à ce que dit Galien
des athlètes ; ils étaient sujets à une foule d'incommodités et de maladies pour avoir développé outre mesure
leur système musculaire. Nos dames de Paris ne sont-
elles pas victimes de la prédominance exagérée du
système nerveux? Que sont la pléthore, l'anémie, sinon
des défauts de proportion et d'équilibre? Toutes ces
manières d'être de l'organisme ne méritent pas à pro-
prement parler le nom de maladies, elles ne rentrent
pas non plus dans le domaine de la santé. Transition
des tempéraments aux diathèses, ce sont des états gé-
néraux qui deviennent, chacun pour son compte, l'o-

rigine de groupes morbides variés, c'est-à-dire que l'état pléthorique, l'état anémique, l'état nerveux, ajoutons-y l'état graisseux, par l'exagération des dispositions naturelles ou acquises, engendrent des affections diverses que le médecin doit connaître, prévenir et traiter.

Que l'embonpoint soit une maladie, ou bien un état générateur de maladies, là n'est pas la grosse question : il importe, avant tout, au praticien d'en déterminer les causes, et d'en instituer la thérapeutique ; tel est le but que s'est proposé le docteur Schindler. Il a mis à profit les sages préceptes des anciens sur la diététique ; comme eux, il a laissé peu de place à la pharmacie. Les remèdes le plus usités jusqu'ici, le savon, le sel, le vinaigre, déjà rejetés par Cullen, présentent de sérieux inconvénients (1). De nos jours, l'iode a été essayé, et si l'on admettait les conclusions du mémoire récent de M. Rilliet, cet agent entraînerait, à petites doses, une émaciation tellement rapide, qu'elle conduirait droit à la cachexie. Ce n'est pas tout de faire maigrir ; il ne faut pas altérer la santé. Or, le

------

(1) On trouve dans les annales de la science l'histoire d'un général espagnol, le marquis de Cerone, connu par sa corpulence, qui se réduisit par le vinaigre à un tel état de maigreur qu'il pouvait tourner sa peau autour de son corps. Le vinaigre est un procédé bien connu des jeunes filles dont la coquetterie redoute l'embonpoint.

bon sens indique *à priori* que tous les moyens violents tendent à détériorer les voies digestives, à entraver l'acte nutritif.

L'expérience nous laisse donc comme ressource la diète ou le régime. Ici nous rencontrerons une série de faits qui, mieux étudiés, jetteraient une vive lumière sur les conditions de la production et de la disparition de la graisse ; par exemple : toutes les pratiques relatives à l'engraissement des animaux, à l'entraînement des chevaux de course, et, dans une sphère plus élevée, à la préparation des boxeurs et des jockeys. Il faut y joindre l'observation en grand de l'embonpoint chez les différents peuples, avec toutes les diversités de climat, d'habitudes et de régime qui y correspondent. On voit alors que les habitants des climats froids et humides (Anglais, Hollandais) sont plus sujets à la corpulence que ceux des contrées chaudes et sèches (Espagnols, Napolitains, Arabes) ; que sous les mêmes latitudes, il faut encore établir des distinctions de races et de castes, suivant l'hygiène de chacune. J'ai pu constater, *de visu*, qu'en Algérie, les Maures commerçants et sédentaires, vivant bien, et ayant le goût des fécules et du sucre, sont généralement gras, tandis que les Arabes, dont la frugalité et les mœurs nomades sont connues, se distinguent par leur mai-

greur. Qui ignore que certaines professions, bouchers
et charcutiers, engendrent une mine fleurie et une
forte prestance (Mascagni attribuait son embonpoint
au séjour des amphithéâtres), tandis que la maigreur
est l'attribut des facteurs ruraux, des fantassins, des
coureurs à pied, etc.

Tous ces faits instructifs imposent la conviction par
leur ensemble ; néanmoins, ils laissent dans l'esprit
quelque impression de doute et de désordre, aussi
longtemps qu'ils ne sont pas reliés par une théorie
scientifique. La chimie n'est pas muette : le docteur
Schindler invoque les travaux de Liebig, de Moleschott
et de Mulder. Je réclame à mon tour la part de la
France, et je cite les noms de Lavoisier, auteur de la
célèbre théorie de la combustion pulmonaire, de Chevreul, de Dumas, de Payen, digne émule de Liebig
dans ses travaux sur les substances alimentaires. Je ne
saurais passer sous silence les théories ingénieuses de
notre collaborateur, M. Mialhe, qui a si bien développé,
dans son *Traité de chimie appliquée*, les phénomènes
d'oxydation des principes immédiats. La chimie organique, éclairant la physiologie mystérieuse de la nutrition, nous apprend que les aliments destinés principalement à entretenir la respiration et la chaleur
animale, sont des carbures d'hydrogène (*Kohlenhy-*

draten de Liebig), qu'à cet effet, l'hydrogène et le carbone subissent une oxydation non interrompue par l'introduction incessante de l'air, et que les produits éliminés sont de la vapeur d'eau et du gaz carbonique.

Partant de cette donnée, notre auteur explique la cause de l'embonpoint : c'est l'introduction dans l'économie d'une trop forte proportion de substances hydro-carbonées ; c'est le défaut d'oxygénation suffisante pour les brûler et les éliminer sous forme des produits de la combustion. De là découle toute la diététique : aliments albumineux ou *plastiques* pour nourriture principale ; diminution notable, ou prohibition des aliments féculents et sucrés dits *respiratoires* ; vie à l'air libre, exercice journalier de façon à absorber la plus grande quantité possible d'oxygène.

Vous reconnaîtrez là une modification de la méthode *Banting*, si répandue en Angleterre et en Allemagne depuis 1864, époque où ce dernier fit connaître au public sa guérison. Banting, riche industriel de Londres, affligé d'une obésité qui avait résisté pendant plus de vingt ans à tous les traitements, tombe aux mains du docteur Harvey, qui le guérit en quelques mois par la seule vertu du régime. Au bout d'un an, il s'était réduit de 202 livres à 156, avait recouvré une respiration normale, l'agilité des membres, et se sentait dispos, tout cela grâce à des repas et à un exercice réglés. Ce nouveau système, introduit sous forme de recette, s'est rapidement propagé, et bien qu'excellent en principe, a entraîné quelques abus, faute d'un contrôle suffisant de la science. En ce qui me concerne, j'ai eu l'occasion, parcourant les eaux d'Allemagne, par exemple Hombourg et Kissingen, de voir des malades qui se traitaient à la mode de Banting, tout en suivant la cure des eaux. Quelques-uns, prenant le régime trop à la lettre, s'abstenaient rigoureusement de pain, de lait, de beurre, de légumes ; en revanche, ils dévoraient d'énormes quantités de viande, erreur de diète bien plus grave qu'ils ne l'imaginaient.

Ce n'est pas sans raison que le docteur Schindler s'élève contre ce genre de cures, assez bien supportées, dit-il, par les tempéraments lymphatiques, dangereuses aux tempéraments sanguins et cholériques. Il n'interdit pas absolument les aliments féculents et sucrés, ne veut pas qu'on mange trop de viande, et modifie le régime suivant la constitution et les habitudes de chacun. Il est indispensable qu'un médecin soit consulté pour cette direction. En outre, il fait suivre la cure des eaux de Marienbad, auxiliaire puissant, puisqu'elles ont par elles-mêmes une action marquée sur l'élimination du tissu adipeux. Il y joint, comme accessoire, des pilules laxatives à base alcaline. Les alcalins sont, du reste, un des agents pharmaceutiques les mieux indiqués, bien qu'on ait fait une sorte d'épouvantail de la *cachexie alcaline*. Le traitement dans son ensemble est intitulé *Cure de réduction* aux eaux de Marienbad.

J'arrive aux observations résultats de cette pratique : en y joignant les cas principaux cités dans la brochure, on réunit un nombre suffisant d'exemples pour se faire une idée assez complète de la méthode. J'appellerai votre attention : 1° sur un jeune Valaque, âgé de vingt-quatre ans, qui avait atteint en peu de temps 298 livres, et dont le ventre mesurait 1^m,42 de circuit; il menait la vie d'un vrai sybarite. En six semaines il a perdu 60 livres, et depuis lors encore près de 40, par la continuation du régime. 2° Sur une dame russe, pesant 205 livres, qui n'avait perdu que 5 livres à Carlsbad, et qui, soumise à la *cure de réduction*, maigrissait de 58 livres en sept semaines; elle quittait Marienbad en y laissant une partie de ses maux. 3° Sur un monsieur de Bohême, âgé de trente-quatre ans, pesant 242 livres, et ayant diminué de 48 livres en six semaines. 4° Enfin, sur un monsieur de cinquante ans, portant des amas graisseux à la base du cœur, présentant des intermittences du cœur et du pouls toutes les trois pulsations, et délivré en quinze jours de cette anomalie assez grave de la circulation.

Je puis témoigner personnellement de l'action de Marienbad sur l'état graisseux, et je crois qu'il est peu d'eaux minérales agissant aussi énergiquement sous ce rapport. J'ai déjà mentionné les effets analogues des eaux chlorurées sodiques de Kissingen, de Hombourg et de Nauheim. On pourrait attribuer cette vertu à toutes les eaux suffisamment minéralisées par des sels à base alcaline, carbonates, sulfates, chlorures, et il ne serait pas sans intérêt de rapprocher cette observation de la théorie de M. Mialhe sur le rôle des sels alcalins dans les phénomènes d'oxydation.

Donc, la méthode du docteur Schindler me paraît en tout point reposer sur des bases rationnelles et scientifiques. Son travail rendra, je l'espère, de grands services à la pratique médicale, et je termine en vous proposant son admission parmi les membres titulaires de notre Société. Ce sera une occasion nouvelle de resserrer les liens qui nous unissent à nos laborieux et savants confrères de l'Allemagne.

A. LABAT.

PRÉFACE DE L'AUTEUR

Je ne crois pas pouvoir trouver de meilleure introduction aux pages qui vont suivre, que les termes dont
Oesterlen s'est servi dans sa préface à la quatrième
édition de sa *Matière médicale*.

Il s'exprime ainsi : « Le médecin éclairé et sérieux
» de notre époque peut à peine espérer, armé qu'il
» est de tous ces remèdes baroques, faire autant et
» aussi bien que la simple nature aidée des secours
» naturels de l'hygiène et de la diététique. Elles seules
» pourront nous conduire au positif et à l'utile, ce dé-
» sidératum que jamais ne donna la matière médicale,
» et que probablement elle ne donnera jamais. Si donc
» nous ne voulons pas fermer les yeux à tous les faits
» et à toutes les expériences, l'hygiène sera pour nous
» le complément indispensable, si l'on veut, l'antidote
» de la matière médicale. »

Bien que ces vues d'Oesterlen ne soient point appli-
cables à tout agent thérapeutique et à toute forme
morbide, il n'en reste pas moins incontestable que
les maladies chroniques, surtout celles de la nutrition,

cèdent rarement aux médicaments ; car ceux-ci ne sont
que les auxiliaires d'une diète convenablement choisie
et dirigée.

N'est-ce pas justement le fait de l'obésité formée en
général aux dépens des sucs les plus précieux de l'é-
conomie ? Nous ne tirons pas, que je sache, grand spé-
cifique ou médicament qui puisse triompher de cette
maladie si insidieuse et si redoutable dans sa marche.
Son plus grand danger, c'est que le vulgaire aussi bien
que les médecins, du moins au début, ne la prennent
point pour une maladie, et qu'on ne songe à la combattre que trop tard. Si vous ne m'accordez pas que je
puisse agir sur la graisse de notre corps de façon à la
faire passer par d'autres combinaisons chimiques, et
à l'éliminer en partie de l'économie, vous niez un des
remèdes les plus certains de la médecine. Il me paraît
plus aisé d'enlever la graisse par un procédé chimique,
que de combattre par le même moyen une éruption
cutanée légère ou bien une tumeur isolée sur une
partie quelconque du corps.

Faire connaître ce qu'on obtient par une diète et
un régime appropriés, publier ses expériences et en
enrichir la pratique, tel est le but que l'auteur s'est
proposé en composant ces pages. Les pages qui vont
suivre sont écrites pour le public ; ces nouveaux succès

de la diététique et de l'hygiène pouvaient être prévus par le médecin éclairé ; toutefois le médecin lui-même, s'il n'a pas fixé son attention sur ces maladies spéciales d'une nutrition en excès, pourra trouver quelques passages digne d'intérêt dans cet opuscule. Je me suis efforcé non-seulement de mettre à profit les sources anciennes et modernes de la littérature médicale et de les faire concorder avec les données de la science actuelle, mais encore d'y joindre mes recherches, surtout ma méthode combinée pour la *cure de réduction*, et d'en faire prendre connaissance à mes lecteurs ; j'espère avoir trouvé contre ce mal cruel de l'obésité une puissante méthode curative.

Dʳ Schindler.

TABLE DES MATIÈRES

Préface du traducteur... III

Préface de l'auteur.., XIII

I. Coup d'œil historique.............................. 1

    Exemples d'embonpoint monstrueux................ 6

II. De l'obésité en général........................... 8

III. Symptômes de l'obésité........................... 12

IV. Pronostic de l'obésité............................ 15

V. Causes de l'obésité.............................. 17

    Physiologie..................................... 18

VI. Cure de l'obésité........ 28

    Observations.................................... 38

FIN DE LA TABLE.

TRAITEMENT

DE L'OBÉSITÉ

I.

COUP D'ŒIL HISTORIQUE SUR LE TRAITEMENT DE L'OBÉSITÉ.

Avant d'entrer en matière nous croyons devoir, dans l'intérêt de nos lecteurs, jeter un coup d'œil sur les différentes méthodes curatives employées depuis les âges les plus reculés. Ils reconnaîtront ainsi que, de tout temps, les médecins ont attaché plus d'importance à la diète et au régime qu'aux moyens pharmaceutiques, ce qui ne veut pas dire que ces agents aient été exclus de la science. Ils se convaincront encore que, grâce aux progrès éclatants des recherches expérimentales en physiologie et en chimie, on est parvenu à une méthode rationnelle de traitement. Nous devons citer à cet égard les célèbres scrutateurs de la nature, Liebig, Moleschott, Mulder et autres, qui ont fourni les données les plus complètes, et dont nous appliquons avec succès les découvertes à notre méthode curative.

Un fait bien surprenant, c'est que les vues des médecins de l'antiquité relatives au traitement de l'embonpoint furent plus raisonnables que celles des médecins

2

du moyen âge, et même de ceux qui ont vécu jusqu'au temps où la médecine entra dans le courant de la nouvelle doctrine physiologique et anatomo-pathologique.

Déjà Hippocrate a posé ce principe fondamental que la cure de l'embonpoint, lorsqu'il ne se manifeste aucun trouble organique particulier, rentre dans celle des cachexies en général, c'est-à-dire qu'il faut exciter la vie animale et la rendre plus active dans tout l'organisme. Ce grand médecin, dont nous admirons encore aujourd'hui la sagacité, a donné là-dessus les préceptes les plus sages, ce qui montre jusqu'à l'évidence combien ses vues générales sont bien fondées. Beaucoup d'exercice à jeun, des aliments qui excitent la vie animale, l'absence des bains chauds, un lit dur, beaucoup d'air s'il est possible, tels sont ses moyens diététiques. Galien, dans les mêmes idées, recommande les végétaux acides et de légers diurétiques; il conseille les bains de Mytilène, dans l'île de Lesbos. De notre temps on envoie à Marienbad, à Ems, à Driburg, etc. Galien faisait également faire chaque jour des frictions sur le corps avec une toile grossière, jusqu'à rubéfaction; ensuite des onctions d'huile mêlée de végétaux acides. Cælius Aurelianus employait les frictions prolongées durant plusieurs heures, de façon à exciter la peau.

Plus tard, les médecins virent dans la saignée le meilleur et l'unique moyen d'éloigner les accès d'étouffement dangereux pour l'existence. Ils prétendaient par la soustraction du sang, non-seulement s'opposer à l'engorgement du cœur petit, inactif, surchargé de graisse, et à l'affaissement des poumons, de façon à rétablir la liberté de la circulation et de la respiration, mais aussi obtenir en partie la cure radicale, puisque la résorption est constamment plus active à la suite de la saignée. Au contraire Boerhaave a démontré que la fréquence des saignées favorise directement la formation de l'obésité ; nous partageons complétement son avis.

Fernel vante dans le même but les diurétiques; Zacutus Lusitanus, les sangsues et les ventouses; Bartholin, le traitement par la salivation ; Borelli donne le conseil de mâcher du tabac; Ettmuller rejette cette pratique, et nous pensons qu'un médecin sensé ne saurait l'adopter. Par contre, Ettmuller prescrit la scille maritime comme le remède le plus efficace. Flemming préconise avant tout l'usage interne du savon à cause de ses propriétés diurétiques; il fait prendre chaque soir une demi-once de savon dissous dans un quart de livre d'eau. D'autres préfèrent au savon le sel comme ayant des effets plus prompts; Darwin dit que le sel augmente la transpiration insensible et provoque la soif, d'où il résulte pour les personnes qui le tolèrent, une absorption et une diminution notables de la graisse; il conseille également de prendre aussi peu que possible de liquides. Suivant Cullen, au contraire, dans l'un et l'autre cas on ne peut qu'aigrir le sang au moyen du sel ou des acides, et les résultats ainsi obtenus sont pires que l'état graisseux dont on voulait se débarrasser. A son sens, personne ne doit affronter un tel danger tant qu'il peut recourir à d'autres remèdes certains comme la tempérance et l'exercice; la diète, dit-il, doit être observée, ou bien il faut un genre de vie qui permette d'absorber peu d'aliments réparateurs.

Brown se rapproche de nos opinions actuelles, en ce sens qu'il recommande de préférence la nourriture animale. Fothergill dit aussi : « Une diète bien entendue » assure mieux la disparition de la graisse en excès, que » tout autre moyen connu ; peut-être faut-il permettre » l'usage modéré du vin, à condition qu'il ne soit pas » trop généreux et qu'on le mêle d'eau, selon sa force.»

Le système de Beddoé consiste dans l'introduction d'une grande quantité d'oxygène, sans oublier les mouvements mécaniques de l'exercice comme agent d'absorption.

Regneller mit en pratique une méthode à lui pour le traitement de l'obésité, méthode qui eut quelques succès. Il rejeta absolument la saignée et les bains chauds trop fréquents, lesquels rendent impossible la guérison, et posa deux indications. La première consiste à réprimer l'excitation morbide du canal digestif, ce qu'il cherchait à obtenir par des remèdes internes et externes ; d'abord il faisait faire pendant quinze jours matin et soir, avec un mélange à parties égales d'éther et de laudanum, une friction de cinq minutes sur la région stomacale ; le soir, immédiatement après la friction, était appliqué un cataplasme de farine de lin ; ensuite il ordonnait tous les mois à ses malades un laxatif : huile de ricin, eau de Sedlitz ou de Pullna. La seconde indication est de délivrer le corps de la pléthore graisseuse. Ce but, il cherchait à l'atteindre par la diète et l'exercice ; quant à la diète, il établissait comme règle importante pour les hommes replets de ne pas rester trop longtemps sans manger ; il permettait tous les aliments, à l'exception des féculents et des farineux.

L'année 1864 fut une ère nouvelle pour le traitement de l'embonpoint. L'Anglais *Banting*, dans une lettre publique, fit connaître à tout le monde la méthode par laquelle le médecin anglais Harwey l'avait délivré d'une maladie qui jusque-là résistait à tous les autres remèdes. Les préceptes donnés par Banting s'appuient sur les découvertes dont la science est surtout redevable aux travaux de Liebig. Sa méthode, qu'il éprouva sur lui-même, bien que les bases en soient rationnelles et scientifiques, n'est pas à conseiller dans tous les cas, et il faut se garder de la suivre avec un aveugle scrupule. Pour la maladie qui nous occupe plus que pour toute autre, il est nécessaire de consulter le médecin avant de s'engager dans une cure qui comporte un changement si complet des habitudes. Une pareille négligence a quelquefois été cruellement punie. De même que dans toute méthode curative, il faut ici tenir compte de l'individualité : constitution, tempérament ou complications d'affections organiques, âge, sexe, conditions d'existence, tout doit être pris en considération, si l'on ne veut pas s'exposer à nuire au lieu de soulager. J'ai observé moi-même plusieurs cas malheureux chez des personnes qui avaient entrepris la cure de Banting sans ordonnance médicale et sans précautions. J'ai expérimenté que les individus *lymphatiques* la supportaient bien, tandis que les *sanguins* et les *cholériques* en peu de jours étaient exposés à des symptômes congestifs dangereux. C'est pourquoi j'insiste sur ce point, que dans tous les cas d'obésité il n'est pas bon de suivre à la lettre la *méthode Banting*.

J'ai été conduit par l'expérience à une modification de ladite méthode, reposant sur des bases physiologico-chi-

miques; je l'ai introduite à Marienbad sous le nom de
cure de réduction contre l'embonpoint. Plusieurs succès
obtenus sont une garantie suffisante de son importance
pratique. Jusqu'ici on parvenait, avec une cure de quatre
semaines, à Marienbad, à soustraire au corps 15 à 20
livres de son poids; ma cure de réduction a fait disparaître 40 ou 50 livres. Une mésaventure, un insuccès ne
sauraient provenir que d'un mauvais système de direction ou d'une infraction aux règles prescrites. Jamais ma
cure de réduction ne porta préjudice à personne.

Nous allons faire suivre cet aperçu historique de quelques exemples d'embonpoint monstrueux, recueillis dans
les annales de la science.

EXEMPLES D'EMBONPOINT MONSTRUEUX.

1º Dans les *Éphémérides des curieux de la nature* se trouve l'histoire
d'un enfant extrêmement gras : ses seins étaient si prononcés qu'ils
ressemblaient à ceux d'une nourrice.

2º On présenta à la Faculté de médecine de Paris un enfant de quatre ans qui pesait 104 livres.

3º Le docteur Iäger, de Stuttgard, comparant des enfants et des nains
remarquables par le développement de la graisse, a recueilli 30 cas
d'énorme embonpoint. Il a trouvé des enfants de trois ans qui pesaient
140 livres, de quatre ans 236 livres, un de cinq ans 208 livres.

4º En 1865, à la Société de médecine de Vienne, le docteur Wein-
berger présenta un enfant de deux ans, né à Orawitza dans le Banat,
qui pesait 96 livres. Actuellement il pèse 189 livres, et on peut le voir
publiquement à Vienne.

5º Une petite fille de sept ans qu'on montrait pour de l'argent avait
atteint un volume remarquable. Ses parents ne lui donnaient que du
pain et du lait, des soupes très-grasses, des fécules et peu de viande.
En 1834, Regneller vit cette fille dans un marché près de Paris; elle
avait à peine 3 pieds 1/2 et pesait 450 livres.

6° Une jeune Allemande du nom de Frédérique Ahrens pesait à sa vingtième année 450 livres. Elle était aussi large que haute, ses bras avaient 18 pouces de tour et la graisse y formait des bourrelets comme aux cuisses ; sa respiration était courte et laborieuse.

7° Maria F. Clay, de Vieille-Église, avait 5 pieds 1 pouce et un tour de hanches de 5 pieds 2 pouces. Vers sa quatorzième année, elle se plaignait d'un sentiment de poids dans la poitrine, d'accès de suffocation et de battements de cœur ; pour prévenir les étouffements il lui fallait nuit et jour rester assise sur son lit dans une position presque verticale, et arc-bouter son corps des pieds et des mains. Enfin, le mal prenant le dessus, elle succomba après une agonie de plusieurs heures.

8° Coé raconte qu'Edward Bright pesait à sa dixième année 144 livres, à sa vingtième 355 livres et treize mois avant sa mort 584 livres.

9° Dans le journal de médecine de Paris de l'an 1757, on fait mention d'un homme de cinquante ans, mangeant et dormant beaucoup, qui pesait près de 700 livres.

10° Rameau, ancien maire d'une petite ville de Bourgogne, avait 5 pieds 2 pouces et pesait 500 livres.

11° Le duc de Vendôme, fils de Henri le Grand et de la belle Gabrielle, succomba dans une auberge, par le fait de son embonpoint.

12° Le 13 octobre 1754, mourut le sieur Jacob Powell de Hebbing dans le comté d'Essex ; son poids se montait à 560 livres.

13° En mai 1775, mourut à 75 ans le sieur Spooner de Tamworth, dans le comté de Warwick ; cinq ou six semaines avant sa mort il pesait 669 livres, et il mesurait d'une épaule à l'autre 3 pieds 3 pouces.

Il est encore question d'un certain Stonecliff pesant 420 livres et dont le frère pesait 476 livres.

Keysser parle dans son itinéraire d'un Anglais très-replet qui, voyageant en Savoie, avait besoin de dix hommes pour sa chaise à porteurs ; il pesait 550 livres.

14° En mars 1754, mourut dans le comté de Clamorgan, à l'âge de soixante-dix ans et deux mois, un certain Hopkins que tout le monde avait pu voir à *Londres* quelque temps auparavant ; il pesait environ 980 livres. Dans les trois derniers mois de sa vie, il n'avait conservé, que 168 livres.

15° Le 2 février 1816, mourut à Haintau un monsieur nommé Samuel Sugar à l'âge de cinquante-deux ans. Il avait la réputation d'être l'homme le plus replet de l'Angleterre et pesait avec son cercueil de bois 700 livres.

16° Parmi les 30 cas d'embonpoint exagéré que rapporte Wadd dans son ouvrage, il parle d'un citoyen de New-York qui ne pesait pas moins de 1100 livres ; il avait trente-deux ans.

17° Éduard, habitant dans Broadway-Street, à New-York, avait atteint des dimensions monstrueuses ; il avait 5 pieds 10 pouces (mesure française) et la graisse s'étant développée dans tous les sens, il arrivait à 8 pieds de circonférence. Ses doigts étaient pareils à ceux d'un empereur romain qui prenait pour anneaux les colliers de sa femme ; ses bras et ses cuisses étaient aussi gros qu'un homme de moyenne taille ; il avait des pieds d'éléphant cachés par le développement des jambes.

II.

DE L'OBÉSITÉ EN GÉNÉRAL.

ÉTAT GRAISSEUX, CORPULENCE, EMBONPOINT, POLYPIOSIS, OBESITAS.

L'embonpoint ou la corpulence est cet état particulier du corps, dans lequel ses diverses parties ont atteint un développement insolite par le dépôt de la graisse au milieu du tissu cellulaire.

A quel degré le dépôt graisseux devient-il anomal et l'embonpoint touche-t-il à l'état de maladie, c'est chose difficile à déterminer. Les enfants sont ordinairement gras dans les premiers mois après la naissance, ce qu'on tient le plus souvent pour une preuve de santé. Cependant la graisse peut s'accroître au point de gêner la respiration et la déglutition, de les empêcher de courir et enfin de simuler chez eux l'état asthmatique. Cet embonpoint des enfants diminue avec le mouvement et la transpiration jusqu'aux environs de la puberté.

La tendance à l'exagération de la graisse peut avoir son origine dans l'excès de la nourriture. L'homme engraisse par un usage peu modéré d'aliments nutritifs et de boissons telles que les bières fortes, pourvu que la digestion, l'assimilation et la sanguification, exemptes de troubles, permettent à la matière nutritive d'être convenablement utilisée au profit du corps. Mais une nutrition trop riche peut avoir sa source dans une autre cause : on sait que la matière nutritive apportée au corps est détruite et annihilée par un *procès* vital incessant (1). Si la fonction en vertu de laquelle se manifeste la vie animale dans l'organisme, qui consomme plus qu'elle ne produit, qui préside aux mouvements volontaires, à l'activité sensorielle et aux opérations intellectuelles, si cette fonction, dis-je, comparée à celle qui tient sous sa dépendance la reproduction et le *procès* végétatif, est trop lente, il s'ensuit une disproportion entre la production et la consommation, d'où résulte forcément un afflux de matière organique.

On engraisse l'animal, plus difficilement l'homme. La variété de sa double vie animale et humaine, d'où naît l'élément variable de l'individualité, entraîne de si grandes différences, qu'avec une proportion déterminée d'ali-

(1) Ici, par une licence de traduction, je prends le mot *procès* dans le sens allemand *prozess* et dans le sens latin *processus*, qui signifie mécanisme, ensemble d'actes coordonnés dans un but ; je me servirai plus loin des termes *procès* nutritif, *procès* végétatif, etc., toujours faute de trouver en français un bon équivalent.

ments, tantôt il devient gras, tantôt maigre. Chez les animaux comme chez les hommes, si les manifestations extérieures de la vie animale sont altérées par la maladie ou la destruction d'un organe, ou par quelqu'autre cause sans que le reste du corps y prenne une part durable, on voit s'accroître la tendance à l'engraissement. La castration, l'inactivité des organes reproducteurs de la femme, une vie oisive de la part des hommes qui auparavant exerçaient leurs muscles en sont encore des causes évidentes. Il est très-vraisemblable qu'une nutrition imparfaite des organes internes particulièrement du cœur et du système porte, d'où la diminution immédiate de la respiration pulmonaire et de la vie animale, constitue une tendance à l'engraissement. Cet état se produit au moyen de puissants excitants des organes digestifs, entre autres les boissons fermentées, de mets succulents et variés, chez les hommes aussi bien que chez les animaux ; mais quand il s'agit de l'homme, l'individualité est plus facile à créer et à reproduire par la génération. Que d'hommes portent un gros ventre en souvenir d'ancêtres grands mangeurs !

On ne saurait méconnaître chez les hommes gras les caractères suivants :

1° Leurs vaisseaux, veines et artères sont plus petits ; Hippocrate en avait déjà fait l'observation.

2° Ils respirent peu par les poumons, ont d'ailleurs un moindre besoin de respiration pulmonaire, ce qui rend leur voix plus faible.

3° Dans l'exaltation de la vie animale, dans les grands mouvements du corps, dans la fièvre, dans les émotions, etc., cette respiration pulmonaire amoindrie devient insuffisante au *procès* de la vie de relation. La courte haleine, les troubles spasmodiques de la respiration (asthme) ou la suffocation complète en sont les suites.

4° Il en résulte une nécessité plus grande de la respiration végétative par la peau. Dans l'état d'inaction la peau est grasse et luxuriante ; au moindre trouble surviennent des congestions sanguines partielles, des pâleurs et des rougeurs alternatives du visage et de la poitrine, ou même des inflammations superficielles, surtout aux parties qui ne sont pas exposées à l'air. Les personnes grasses ne peuvent presque pas porter de vêtements étroits qui empêchent l'accès de l'air à l'enveloppe cutanée.

5° De là, grande susceptibilité aux changements de l'atmosphère, tendance aux refroidissements, ce qui appartient à toutes les cachexies, mais surtout à l'obésité.

6° Une prédisposition peut-être plus marquée aux maladies épidémiques, comme Lancisi et Ramazzini l'ont observé.

7° Enrouement habituel, voix rauque, qui disparaissent avec la diminution de la graisse; je l'ai souvent éprouvé dans ma pratique.

8° Somnolence, mouvement pénible du corps ou de l'esprit, difficulté dans tout acte ou toute détermination.

III.

SYMPTOMES DE L'OBÉSITÉ.

Les phénomènes dus à l'accumulation de la graisse et les troubles fonctionnels qui en sont la suite, doivent trouver ici leur place. Les premiers sautent aux yeux ; il suffit d'en reproduire les traits les plus saillants.

Le corps est déformé, les saillies musculaires sont effacées, le visage perd son expression, le col disparaît et la tête s'enfonce entre les épaules ; les régions où s'opèrent les mouvements présentent des bourrelets graisseux. Il n'existe plus de taille, la poitrine et le ventre pendent en avant, ce dernier cachant les organes génitaux qui restent libres de graisse comme les articles. Bref, l'ensemble du corps offre un pénible spectacle.

En outre, l'obésité empêche de marcher, de monter à cheval, de danser, de monter les escaliers et entraîne l'asthme, les hernies, la stérilité. Le malheureux affligé d'un ventre proéminent à l'excès doit renoncer à voir les parties inférieures de son corps, et ne saurait au moyen de la vue en diriger les mouvements.

Les symptômes consécutifs à l'hypertrophie graisseuse se font remarquer dans les organes qui appartiennent à la sphère irritable et végétative ; sous le premier rapport, les mouvements sont plus ou moins bornés. Les hommes constitués de la sorte aiment en général le repos et le calme ; ils redoutent le moindre effort. Or la cause de cet état passif est que le tempérament lymphatique domine chez eux, et que leur tissu musculaire mal développé reste

pâle et débile. Le cœur et le pouls sont principalement
affectés, en partie à cause des amas graisseux des médias-
tins, en partie parce que le sang altéré vitalement et chi-
miquement n'exerce plus une stimulation suffisante sur
ces organes dont les battements sont irréguliers. La dis-
tribution du sang devient irrégulière à son tour dans
l'abdomen et dans le cerveau, d'où les hémorrhoïdes, les
étourdissements, la somnolence et l'apoplexie qu'Hippocrate signale comme un principe de mort pour les
personnes grasses.

Les troubles de la vie végétative peuvent aussi parfois
entraîner la mort. La digestion est généralement très-
active, s'accomplit en un temps bien plus court, ce qui
occasionne le retour plus prompt de l'appétit, la faim
canine, surtout le désir des viandes. Il n'est pas rare
d'observer la constipation, le vomissement après le repas;
Bonnet et Boerhaave l'expliquent par le tiraillement de
l'estomac sous le poids de l'épiploon qui peut aller jusqu'à 30 livres.

Les fonctions de la peau sont activées, les malades
transpirent beaucoup, et trouvent pénibles les chaleurs
ordinaires de l'été. Cette sueur exhale une odeur parti-
culière que Gräfe compare aux émanations des viandes;
elle excorie et enflamme les plis de la peau. Les furoncles
à répétition, les exanthèmes chroniques, les acnés ne sont
pas rares. Sur la peau du ventre de ses malades, Gräfe a
remarqué une quantité de taches rondes, rouges, très-
sensibles à la pression, de 1/8 à 1/4 de pouce de diamè-
tre, qui reposent sur une induration graisseuse cornue et
rebelle, et qui ont beaucoup d'analogie avec ce que l'on
voit sur les tumeurs graisseuses dégénérées.

J'ai constaté que les personnes très-corpulentes se foulent souvent le pied, probablement parce que la graisse des jointures fait perdre aux ligaments leur élasticité ; elles n'ont point de fermeté dans la marche et sont exposées à des chutes fréquentes.

La respiration est surtout en souffrance chez les gens obèses ; l'haleine est courte quand ils montent les escaliers ou qu'ils marchent vite. L'asthme survient, et petit à petit les accès entraînent la suffocation, qui peut faire succomber les malades s'ils ne sont promptement secourus. L'étouffement est plutôt augmenté par la position assise ; dans cette position, en effet, le ventre habituellement pendant rencontre les cuisses, est refoulé en haut et repousse à son tour les viscères qui, par leur pression sur le diaphragme, rétrécissent encore la cage thoracique.

Dans la plupart des cas, l'obésité détermine l'affaiblissement de l'intelligence ; l'histoire nous fournit maint exemple de ce fait : ainsi Elien et Arétée nous racontent que Denys le Tyran était devenu si paresseux et si stupide par sa masse, qu'il fallait le piquer avec des aiguilles ou lui couvrir le corps de sangsues pour le tirer de son état habituel de somnolence. Les Grecs et les Romains professaient le plus profond mépris pour les gens d'une corpulence exagérée. Les Spartiates savaient que l'abondance de la graisse diminue la sensibilité, l'énergie intellectuelle et les forces ; ils punissaient les soldats trop gras et prévenaient l'embonpoint chez les enfants au moyen du jeûne.

Parmi les troubles de la sensibilité se manifeste une irritabilité extrême et de l'hyperesthésie, symptômes qui s'accompagnent d'affections rhumatoïdes.

Les fonctions génitales sont limitées dans leur exercice ; hommes et femmes perdent la puissance procréatrice. Déjà Hippocrate avait posé en principe que les femmes trop grasses ne conçoivent pas. La graisse accumulée autour de la région utérine peut obstruer l'orifice de l'organe ou le comprimer de façon à en diminuer le développement, ce qui rend la menstruation très-pauvre ou la supprime.

L'homme replet est surtout à plaindre quand il atteint un certain âge. Son inactivité le rend inutile à la société comme un véritable infirme ; sa triste position s'aggravant, l'éloigne des relations sociales et accélère sa fin. La plupart meurent avant le terme ordinaire de la vie humaine.

IV.

PRONOSTIC DE L'OBÉSITÉ.

Le père de la médecine a dit, il y a bien des siècles (*Aphor.* 44, sect. II) : *Les personnes grasses sont plus exposées à une mort subite que les maigres.*

L'apoplexie est leur plus redoutable ennemie. Comment en serait-il autrement ? Les organes de la respiration et de la circulation sont entravés dans leur jeu par la grande quantité de graisse qui les environne, et ne remplissent leurs fonctions qu'avec effort. — Chez ces personnes, la moindre indisposition amène une maladie, et les maladies, à cause du trouble naturellement apporté à la respiration et à la circulation, sont toujours plus dangereuses. Nul doute que les gens maigres ne meurent aussi d'apoplexie; mais ces cas sont rares, et l'on peut soutenir que ce genre d'accident affecte une prédilection pour les gens obèses. Ils doivent donc se tenir en garde, surtout lorsqu'ils éprouvent une tendance marquée au sommeil.

Les maladies du cœur ne sont pas moins à redouter. On comprend aisément que cet organe, l'agent principal de la circulation, ne puisse suffire à sa tâche, quand la circulation, dans ses différentes voies, est empêchée par l'abondance de la graisse. Tantôt il se dilate sous la pression d'une forte colonne sanguine, tantôt il ne peut que difficilement se contracter, il devient malade par suite de cette irrégularité. Les affections du cœur sont d'autant plus à craindre qu'elles se développent souvent en silence et que le médecin n'est appelé que lorsqu'elles ont déjà opéré de grands ravages.

L'obésité étant la suite d'une lésion profonde de la vie végétative, on doit porter en général un pronostic douteux et défavorable ; car il y a de grandes difficultés à changer la tendance fâcheuse des organes intéressés dans cette maladie, et à faire cesser leur défaut d'harmonie, relativement à la sanguification. Souvent nous ne pourrons nous débarrasser qu'en partie de la graisse déjà formée et dont la masse constitue un symptôme dangereux, rarement nous pourrons complétement écarter la disposition anomale de la vie végétative. Un autre embarras de la cure consiste dans l'ignorance des conditions étiologiques et le manque de persévérance des malades dont le traitement ne saurait être couronné de succès, s'il n'est avant tout diététique.

Quand nous ne pouvons parvenir à arrêter le développement de ce tissu parasite qui va toujours s'accumulant et qui s'accroît aux dépens des sucs les plus précieux de l'organisme, ou quand les secours nécessaires ne sont pas apportés à temps, alors apparaissent les alogotrophies (nutrition inégale) à la poitrine et au cœur, l'infarctus de la graisse autour de cet organe, l'hydrothorax, le foie gras et ses dégénérescences, l'embarras du cerveau, etc. Souvent la mort par suffocation apporte une fin subite à une existence pénible, ou bien il s'établit une paralysie du système vasculaire dont la conséquence est l'hydropisie.

Cependant, en présence d'un degré avancé et d'un danger imminent pour la vie, on peut encore, en apportant des secours et en arrêtant la formation de la graisse, prolonger les jours des malades. Dans ces derniers temps, grâce à une diététique bien entendue, grâce à ma *cure de réduction* de Marienbad, j'ai obtenu plusieurs cas de guérison que j'aurai soin de relater dans un des chapitres suivants.

———

V.

CAUSES DE L'OBÉSITÉ.

Avant d'exposer les causes de l'obésité, il me paraît important (cet opuscule s'adressant surtout aux gens du monde) de donner un abrégé succinct des *procès* digestif et nutritif.

3

PHYSIOLOGIE DES PROCÈS DIGESTIF ET NUTRITIF.

La digestion consiste à introduire dans le canal intestinal les aliments nécessaires au *procès* vital et à la réparation des tissus, à les y faire cheminer sous l'action des agents mécaniques et chimiques, pour arriver à une forme assimilable aux sucs de l'économie. La nutrition comprend les actes relatifs à l'assimilation et à la désassimilation.

Aliments. — Sous le nom de *principes alimentaires* on comprend les éléments chimiques nécessaires au maintien du *procès* nutritif. Les *aliments* sont composés de principes alimentaires nombreux, souvent mêlés eux-mêmes de substances non alibiles. Les principes alimentaires se rangent dans trois groupes organiques auxquels les tissus empruntent leur formation élémentaire, à savoir, les matières albuminoïdes, les graisses, les carbures d'hydrogène (*Kohlenhydraten*) avec certaines substances inorganiques indispensables. On peut appeler aliment toute substance renfermant des principes alimentaires; un aliment complet se compose de matières albuminoïdes grasses et hydrocarbonées, de sels, d'eau en quantité suffisante pour le soutien du corps. Seuls, deux aliments remplissent ces conditions, le jaune d'œuf et le lait.

Actes digestifs. — De la bouche à l'anus s'étend le canal digestif; il prend successivement les noms d'œsophage, d'estomac, d'intestin grêle, de gros intestin. Ses parois sont très-minces, tapissées de membranes dont la plus interne s'appelle muqueuse, à cause des produits visqueux qu'elle sécrète. L'aliment, introduit dans la cavité buccale, est d'abord soumis à la mastication, se mêle à la salive, condition d'une bonne digestion, car la salive, en imprégnant l'aliment, lui fait subir la première modification qui facilite le travail consécutif. C'est là un point capital ; quiconque néglige de mâcher suffisamment peut être sûr qu'il digérera mal. De la bouche le bol alimentaire descend par le conduit œsophagien dans l'estomac ; il y reste plus ou moins, et se mêle à divers sucs qui le liquéfient encore et le transforment en une bouillie d'un blanc grisâtre (chyme). Ainsi transformé, ce bol passe au travers du rétrécissement pylorique dans le duodénum, où il reçoit la bile du foie et un nouveau flux de nature salivaire que sécrète une autre glande, le pancréas. Là seulement la substance alimentaire passe à l'état crémeux ou laiteux (chyle). Ce chyle est poussé peu à peu jusqu'à l'extrémité du canal digestif par un mouvement dit péristaltique. Il est en partie absorbé par des espèces de suçoirs que nous appelons villosités, et qui tapissent la paroi interne. Dans ces villosités se trouvent de nombreux vaisseaux dits laiteux ou chylifères, qui absorbent le chyle comme des tubes capillaires, et le conduisent dans un canal central situé en avant de la colonne vertébrale, pour être apporté dans la veine sous-clavière droite. Dès lors le chyle mêlé au sang veineux arrive dans la cavité droite du cœur; en cet état, il n'est pas encore propre à faire partie des tissus vivants.

Actes circulatoires. — De la cavité droite du cœur, le sang est chassé dans les poumons par la contraction du ventricule; là, il se met en contact avec l'air atmosphérique apporté par la respiration, remplit et dilate les innombrables cellules pulmonaires, et prend à la place de sa couleur sombre une belle teinte écarlate, dès qu'il s'est uni à l'oxygène et qu'il a pu dépouiller les éléments nuisibles que l'acte respiratoire doit éliminer. Ainsi purifié dans les poumons et révivifié, le sang revient par d'autres canaux qui vont toujours grossissant, dans la cavité gauche du cœur; de là il est poussé par la contraction du ventricule gauche dans les bronches et ramifications de l'aorte, et parvient ainsi dans tous les points de l'économie.

Actes nutritifs. — Mais, pour contribuer à l'accroissement et au développement des organes, il faut que le sang éprouve une dernière modification ; qu'il soit analogue aux tissus qui subissent son contact, qu'il s'assimile à eux, qu'il devienne enfin muscle, os, nerf, etc. — Bien que ce soit un mystère que la nature semble s'être réservé, on peut cependant, soulevant un coin du voile, la surprendre dans quelques-uns de ses actes merveilleux. En effet, le sang écarlate contient déjà tous les éléments qui composent nos organes et nos tissus. Dans sa division extrême, il entre en contact, globules à globules, avec les parties solides qu'il pénètre et qui l'absorbent; contact immédiat par lequel sont mises en action les lois de l'affinité chimique qui détermine la formation de corps nouveaux, à peu près comme en chimie. Chaque tissu trouvant dans le sang une matière assimilable se l'approprie : le tissu osseux prend ce qui peut devenir os, le tissu musculaire ce qui peut devenir muscle, etc.

On comprend aisément que le sang, en se dépouillant d'une portion de ses éléments constituants qu'il abandonne le long du trajet circulatoire, doit avoir perdu de ses vertus initiales ; ce n'est plus le même sang : de rouge qu'il était il devient noir et, dans cet état, impropre à la nutrition. Ce sang est repris par les ramifications innombrables du réseau capillaire veineux ; des veines de plus en plus volumineuses le ramènent à la cavité droite du cœur pour retourner au poumon, où il se régénère, et ainsi de suite jusqu'à la fin de la vie.

Je dois rappeler ici brièvement que les fonctions de l'organisme sont soumises à la puissance nerveuse. Le système nerveux envoie de son centre des ramifications qui distribuent partout la sensibilité et le mouvement. Il exerce sur les changements chimiques moléculaires de tous les instants une immense influence.

Si l'organisme s'appropriait sans cesse les parties assimilables du sang, quelque minime que fût la quantité fixée dans la texture des organes, il atteindrait nécessairement avec le temps des dimensions énormes. Mais la nature ayant assigné à chaque être vivant des formes et des limites qu'il ne saurait outre-passer, a préparé les moyens appropriés à ce but. Parallèlement au travail d'assimilation par lequel les éléments du chyle et du sang s'organisent et augmentent le volume du corps, il s'accomplit un travail désorganisateur et éliminateur des matériaux impurs et superflus. Il est de nécessité absolue pour le renouvellement du corps, qu'il y ait destruction moléculaire de chaque partie, sans quoi la restauration ne saurait avoir lieu. C'est la *transformation* ou *transmutation* organique dont nous essayerons de donner une idée sommaire.

L'organisme des plantes et des animaux produit les parties nécessaires à sa conservation. Puisque la matière organisée est susceptible de perdre sa forme et de la reprendre, elle pourrait se maintenir sans le secours d'aucune substance du dehors, si par le changement une partie de la matière même n'était perdue. La perte se fait sentir à l'économie par la faim, la soif, et le besoin de respirer : besoins d'air, d'eau, et de matériaux solides qui sont satisfaits par l'incorporation desdites substances. Elles ne gardent pas leur forme, mais se dénaturent pour s'unir au corps qui s'en empare, et pour participer à sa structure; une partie est changée en tissu organique, tandis que l'autre s'en sépare comme inutile.

En présence du *procès* d'assimilation et de formation se place le *procès* de désassimilation. Les molécules d'abord formées et employées par l'activité vitale sont, en vertu de cet acte, progressivement dissoutes, liquéfiées et détruites. La force vitale abandonnant les parties solides, les matériaux de la désassimilation sont repris dans tous les tissus par les vaisseaux absorbants, peut-être aussi par les petites ramifications veineuses, et entraînés dans le courant de la circulation ; devenues étrangères au corps, inutiles, même nuisibles, les molécules sont bientôt expulsées et rejetées par la voie des sécrétions, par la perspiration cutanée, par la sueur, par la respiration, par l'urine, et les autres sécrétions, bile, salive, etc.

Si les causes de l'obésité sont encore enveloppées d'épaisses ténèbres, cela tient à l'absence de descriptions fidèles de cette maladie et des conditions qui la produisent, et à l'habitude de considérer les personnes qui en sont affectées comme une curiosité d'histoire naturelle, dont on étudie simplement le poids et les dimensions.

Iäger, dans ces derniers temps, rassemblant les cas jusqu'ici publiés de l'état adipeux chez les enfants, a voulu établir des lois générales ; il a trouvé par exemple, que les cheveux blonds et les yeux bleus caractérisaient assez ordinairement les constitutions adipeuses, constitutions plus rares chez les personnes brunes. Bien qu'elles méritent attention, ces recherches éclairent très-peu les causes spéciales de l'obésité.

Pour découvrir ces causes, il est nécessaire de se rattacher au point de vue pratique. L'embonpoint est favorisé par les constitutions torpides, lymphatiques ; il est de tout âge et de tout sexe, cependant il survient de préférence chez les femmes à l'époque de la ménopause, chez les hommes à l'âge mûr. Le comfort, le bienêtre, la richesse, la vie claustrale, l'habitation des lieux froids et humides, des climats chauds comme l'Égypte, où l'on se livre trop à certains plaisirs, où l'on prend trop de bains chauds et de mets recherchés ; un long sommeil dans un lit mou, un séjour constant au sein d'une atmosphère imprégnée d'émanations nourrissantes , l'usage habituel d'eau chaude et de boissons sucrées, de bière et autres liquides mucilagineux, de plats succulents, d'aliments sucrés et amylacés (ce dernier point sera développé plus tard), tel est l'ensemble des causes les mieux connues.

Je ne suis point de l'avis de Gräfe, qui tient pour cause prochaine de la corpulence le produit d'une hydrogénation trop active, due chez ses malades à l'usage immodéré de la viande et au séjour dans un air chargé d'émanations animales. Gräfe invoque la prédominance de la cavité abdominale sur le thorax, expliquant par là l'appétit immodéré, la digestion prompte et facile, la petitesse et la lenteur du pouls, les battements du cœur, la courte haleine, l'oppression, enfin l'ensemble de toutes les incommodités réveillées chez ses malades par les moindres mouvements.

J'adhère de préférence à la théorie du professeur Vogel, de Halle. Il prétend que les causes et l'origine de la corpulence ne sauraient être saisies qu'en connaissant les principes fondamentaux de la nutrition du corps, en même temps que l'influence due aux parties constituantes de l'aliment; alors on déterminera aisément les conditions de cette production graisseuse surabondante. En tête de ces conditions se place la métamorphose organique, ce changement chimique incessant des molécules intégrantes du corps.

Les actions chimiques de cette métamorphose, quoique multiples et complexes, peuvent être, jusqu'à un certain point, comparées à ce qui se passe dans la combustion du bois : des deux parts, l'oxygène joue le rôle principal ; il s'unit aux molécules du bois comme à celles du corps, et en modifie la constitution chimique. Les produits principaux engendrés par la métamorphose organique comme par la combustion, sont l'acide carbonique et la vapeur d'eau. D'un côté comme de l'autre, il se développe de la chaleur ; seulement la métamorphose organique donne lieu à des combustions sourdes et sans flamme. La comparaison peut être poussée plus loin sous un autre rapport qui fait comprendre plus clairement certains phénomènes vitaux : par la combustion se développe la force, comme dans une machine à vapeur; le corps, aussi bien que la machine, subit une usure continuelle qui diminue la force et qui arrêterait complétement le mouvement, si l'on n'avait soin d'y pourvoir. Quoi qu'il en soit, le mode de réparation établit, entre la machine même la plus parfaite et le corps humain, une différence très-importante; dans une machine à vapeur, le combustible sert exclusivement au développement de la puissance et non à la réparation de l'usure; dans le corps humain, au contraire, la nourriture fournit, outre les matériaux de la puissance, ceux encore nécessaires à la reconstitution incessante de toutes les parties qu'il a usées par son activité.

L'alimentation remplit deux buts entièrement distincts : l'entretien de la force physique et intellectuelle et la formation de molécules organiques, soit qu'elles servent à la réparation, soit qu'elles s'ajoutent aux anciennes, par une création nouvelle, pour l'accroissement ou pour l'augmentation du poids. Nous désignerons cette double formation moléculaire sous le nom de *nutrition du corps*. Combien faut-il de nourriture pour la production de la force, combien pour la nutrition, cela dépend des circonstances, et n'est pas toujours fixe.

Chez les adultes, un accroissement notable, une grande augmentation de poids ne sont pas dus, comme chez les enfants, à une crue régulière de la chair, des os et des viscères, mais surtout à l'accumulation de la graisse. Ainsi accumulée, elle peut fournir matière au développement de la force et de l'activité, aussi bien que la graisse apportée du dehors par les aliments; pour qu'il en soit ainsi, il faut que la métamorphose la détruise, c'est-à-dire la fasse disparaître en la brûlant. Si par une des causes mentionnées plus haut, telles que défaut d'activité, de mouvement, d'oxygénation, ou bien une vie molle, un sommeil prolongé, cette graisse n'est point consommée, elle s'amasse dans le corps en proportion considérable. Il est difficile d'évaluer la quantité réellement nécessaire à l'organisme. La plupart des physiologiste l'estiment le vingtième du poids du corps chez l'adulte. Que de gens en ont de moins ou de trop, si l'on prend cette moyenne !

D'après Chevreul, la graisse humaine se compose : de carbone 79, hydrogène 11,416, oxygène 9,584. La génération de cette substance ne peut être due qu'à l'introduction des aliments. Si l'on connaît la composition chimique de ces derniers, on peut aisément distinguer la matière qui contribue à cette formation graisseuse. Mais, d'une autre part, l'oxygène de l'air que nous absorbons, s'unissant à une forte proportion de carbone pour être chassé des poumons sous forme d'acide carbonique, il se trouve que l'air inspiré a une grande influence sur l'état graisseux; plus il renferme d'oxygène, plus il y a de carbone éliminé par l'expiration, et moins il reste de cet élément capital de la graisse. Les habitants des montagnes et des grandes plaines respirent un air riche en oxygène qui entraîne beaucoup de carbone, et les empêche de grossir comme les habitants des basses terres, des vallées humides où l'air renferme peu d'oxygène et tout au contraire des gaz et des miasmes préjudiciables à la santé. Les moines et les religieuses dans leurs cloîtres, en dépit d'une nourriture frugale, deviennent gros et gras, parce que l'air inspiré contient peu d'oxygène, que le carbone est faiblement entraîné et que son excès est employé à former la graisse.

Ainsi on explique pourquoi les animaux sauvages, vivant dans une agitation continuelle, ne sont pas gras ; plus leurs mouvement sont actifs, plus souvent se renouvelle l'acte respiratoire, plus y a d'oxygène introduit pour consommer le carbone.

Tous ces faits sont parfaitement d'accord avec la théorie de Liebig. Pour lui, la surabondance du tissu adipeux dans l'organisme animal et son accumulation consécutive dépendent d'un désaccord entre la respiration et le *procès* nutritif. Lorsqu'on vient à charger l'organisme de plus d'aliments albumineux et amylacés qu'il n'est nécessaire au *procès* vital, les premiers se condensent sous forme de chair et de tissu cellulaire, tandis que les derniers se transforment en graisse qui s'amasse dans les diverses régions. Cela tient à une insuffisance d'oxygène : car la graisse en excès devrait être brûlée par l'oxygène inspiré s'il y en avait assez ; c'est parce que l'oxygène manque qu'elle s'accumule ainsi. C'est encore la cause de sa prédominance chez les gros mangeurs et les grands buveurs d'eau-de-vie ; chez ces derniers l'oxygène introduit, en présence de la quantité d'alcool, ne suffit plus à brûler le carbone.

Sur ce principe repose ma *cure de réduction* comme je vais le démontrer.

VI.

CURE DE L'OBÉSITÉ.

Cette cure est fondée sur les travaux les plus récents en chimie et en physiologie, spécialement sur ceux qui ont trait aux aliments : J. de Liebig, Moleschott, Mulder, Lehmann, Zengerle, Seegen et autres en sont les auteurs. Les résultats de ces travaux ayant été précédemment établis, je procède à l'exposition de ma méthode. Elle répond aux indications suivantes : agir contre la pléthore graisseuse aussi bien dans tout le corps que dans tous les organes internes en particulier; diminuer l'accumulation de la graisse et réduire la corpulence à sa mesure normale, bref, rétablir l'équilibre troublé ; ces indications sont remplies par ma *cure de réduction*, que je divise en quatre sections :

1° La diète,

2° L'hygiène,

3° L'exercice et la gymnastique ;

4° L'administration des diverses sources de Marienbad, le choix qu'il faut en faire, la dose et les convenances relatives aux individualités.

1° DIÈTE.

La diète joue dans le traitement le premier rôle; elle est l'agent principal du succès. Les médecins anciens et les physiologistes modernes, dans leurs incessantes recherches, lui ont accordé la plus grande attention.

Il y a très-peu de temps, le professeur Seegen, dans une conférence publique tenue à Vienne ayant trait à ses recherches exactes sur la nutrition, s'est prononcé dans ce sens, et ses idées, ainsi développées, concordent si complétement avec celles qui m'ont inspiré ma cure de réduction, que je ne puis m'empêcher de lui emprunter un passage; il appelle l'obésité un trouble de l'économie en vertu duquel le carbone absorbé s'accumule sous forme de graisse. Ce fait me fut révélé dès que je me livrai à l'étude de cette maladie et de sa thérapeutique, il a servi de base à l'œuvre que j'ai entreprise.

Il faut donc pour rétablir l'équilibre, arrêter l'introduction du carbone ou bien en provoquer la transformation. La méthode de *Banting* n'avait en vue que la première partie du problème; elle s'appuyait sur les démonstrations de Liebig, à savoir, qu'une certaine classe d'aliments pouvant seuls produire la graisse, corps gras et carbures d'hydrogène (amidon, sucres), il est nécessaire de les défendre. Nul doute que ces corps, où domine le carbone, ne doivent être interdits avant tout, dès qu'il s'agit de diminuer l'introduction de cet élément. Mais vainement, à l'imitation de quelques partisans de Banting, exclurait-on la moindre parcelle de pain ou de pomme de terre, si l'on mangaait de grandes quantités de viandes. On sait que quatre livres de viande contiennent autant de carbone qu'une livre de riz. La modération dans la quantité de viande absorbée est une condition principale de succès pour la *cure Banting*; ce n'est qu'en mangeant peu de viande et en introduisant peu de carbone sous une autre forme, que l'on réduit le corps à vivre sur son acquis, et par conséquent à maigrir. Une seconde condition de succès pour cette même cure est l'introduction plus considérable de l'oxygène. Les expériences sur la fonction respiratoire ont appris que l'homme travaillant consomme moitié plus d'oxygène qu'au repos, et que ce surcroît sert à la formation de l'acide carbonique. Le travail est le meilleur moyen d'accélérer la combustion et de chasser le carbone; diminuer la quantité de carbone introduite et l'expulser par le travail, c'est tendre au rétablissement de l'équilibre troublé.

La diète à prescrire dans la *cure de réduction* consiste, comme on le prévoit, principalement en aliments azotés; seulement, dans le but de rafraîchir les organes et de modérer l'excitation due à la nourriture animale, on y mêlera des végétaux sans fécule et quelques fruits cuits. Cette diète veut aussi que l'on distingue ce qui convient aux individus sanguins et aux lymphatiques. La séparation du *régime blanc* et du *régime rouge* est de grande importance. Le dernier convient mieux aux individus phlegmatiques et consiste en aliments solides d'origine animale, protéiques, tels que la chair, le foie, les reins des animaux domestiques ou sauvages. Parmi les mammifères : bœuf, mouton, cerf, chevreuil, lièvre; parmi les oiseaux : faisan, perdreau, gelinotte, coq de bruyère, pigeon ramier, bécasse, caille, alouette, etc. Ils contiennent beaucoup de matière alimentaire, font un sang plastique, développent de la chaleur, fortifient les nerfs, les muscles et les os. Le régime blanc va mieux aux personnes sanguines et aux tempéraments cholériques. Il comprend les substances plus aqueuses, albumineuses, gélatineuses et aussi quelques principes extractifs; ani-

maux à sang chaud, jeunes et domestiques, animaux à
sang froid, par exemple, les jeunes mammifères : veau,
chevreau, quelques oiseaux, poules, jeunes pigeons;
parmi les animaux à sang froid : grenouilles, poissons
(à l'exception de ceux trop nourrissants, tels que l'an-
guille, le saumon), moules, huîtres, escargots.

On ne permet que les légumes qui ne renferment pas
de sucre : salade, épinards, potirons et quelques espèces
de choux. Pour les fruits : raisins, fraises, framboises,
merises, groseilles, mûres, cerises, pommes, pêches.
Les vins, surtout ceux d'Autriche, du Rhin, de Bordeaux,
de Xérès, de Madère, sont à recommander. La bière est
défendue toujours, ainsi que le Porto ; le café noir et le thé
sont permis avec aussi peu de sucre que possible; grog
et cognac modérément. On défend strictement : sucre,
beurre, fromage, pommes de terre, plats doux, pâtes,
glaces, riz, liqueurs, haricots secs, poix, lentilles, maïs,
polenta, saleps, sagou, macaroni, tapioka, arrow-root
et potages chauds.

2° HYGIÈNE.

La propreté est la mère de la santé. En vertu de cette
maxime, et pour activer la transpiration sensible et insensible de la peau, fonction dont l'énergie concourt à la
diminution de la graisse, j'ordonne des bains froids,
jamais chauds ; j'ai recours, suivant les cas, aux bains de
vapeur simples ou additionnés de pointe de pin; aux frictions avec le vinaigre de pin, à la brosse, à la verge, enfin
au massage.

Un sommeil prolongé, surtout dans un lit mou, favorisant l'embonpoint, je prescris six à sept heures de repos dans une chambre vaste et bien aérée, et j'interdis la sieste. Que les vêtements soient en raison des conditions atmosphériques, jamais trop chauds, surtout pas trop étroits, ce qui gênerait la liberté des mouvements et le jeu des organes essentiels. Quant aux actes sexuels, il ne faut point y renoncer durant la cure, il ne faut pas non plus en faire abus ; je rappelle seulement que la privation du coït favorise l'obésité : c'est ainsi que les eunuques et les femmes chez lesquelles les fonctions de la génération sont supprimées deviennent généralement obèses.

Que l'on occupe son esprit et son corps par des lectures attrayantes et des promenades dans les montagnes. Chez les montagnards l'embonpoint est chose rare, les Arabes avec leur vie nomade ne deviennent pas gras ; tandis que la vie sédentaire, même entremêlée d'exercices passifs (promenades en voiture, en bateau), favorise la pléthore graisseuse. Avant tout, l'air pur et libre ; plus on respire d'oxygène, plus on combat efficacement cette fâcheuse tendance.

Je regarde comme très-important pour les gens replets de porter une ceinture abdominale qui fournit un point d'appui aux parois distendues, favorise la résorption en les comprimant et permet à la peau du ventre de recouvrer son élasticité perdue. Combien de femmes dont les parois s'étaient relâchées à la suite de plusieurs couches, qui conservent un gros ventre pour avoir négligé de porter une ceinture. Cette ceinture doit être en caoutchouc, et il faut la garder au moins une année.

3° GYMNASTIQUE, EXERCICE.

L'exercice est un auxiliaire puissant de la cure, dans un air très-oxygéné comme à Marienbad dont la position est si pittoresque, les bois de sapins si magnifiques et les environs si délicieux. La marche à pied ne suffit pas ; il faut, pour exercer tous les muscles, monter à cheval, sauter, danser, courir, jouer au billard, faire des armes, nager, chasser, faire de la gymnastique. Ne voit-on pas les jockeys perdre en une semaine quinze à vingt livres de leur poids ?

Depuis un certain nombre d'années, la gymnastique a été remise en honneur dans les grandes villes de France, et introduite dans les principaux colléges et maisons d'éducation à l'usage des deux sexes. Il existe des gymnases dans plusieurs villes d'eaux, et pour les soldats des garnisons. Aussi la France est-elle un des pays tempérés où l'on rencontre peut-être le moins de personnes obèses, et tout le monde connaît l'agilité des soldats français.

4° ADMINISTRATION DES EAUX DE MARIENBAD.

Des recherches de Seegen et autres auteurs et de l'expérience en général, il résulte que l'introduction du *sulfate de soude* dans l'économie modère la transformation des matériaux azotés, tandis qu'elle active l'oxydation de la graisse. En l'état actuel de la science, il ne paraît pas y avoir de remède plus rationnel contre l'*embonpoint* que la cure des *eaux sulfatées sodiques*, jointe à la *diète spéciale*.

A ce point de vue, les eaux de Marienbad, si riches en

sulfate de soude, présentent une composition chimique des plus heureuses. Nos deux sources principales, le *Kreuzbrunnen* et le *Ferdinandsbrunnen*, renferment, à part une quantité assez notable de sel marin et de carbonates, du sel de Glauber à titre d'élément prédominant; je ne connais pas d'autre source acidule qui puisse leur être comparée sous ce rapport. Le Kreuzbrunnen contient 38 grains de sel de Glauber par livre de 16 onces, c'est-à-dire 20 grains de plus que les sources de Carlsbad. Le Ferdinandsbrunnen est plus riche en sels, surtout en carbonate d'oxydule de fer, et encore en acide carbonique libre, circonstance qui impose plus de réserve au médecin dans son administration.

L'eau de ces deux sources est claire et limpide, d'un goût agréablement piquant puis un peu salé; tout le monde la boit volontiers. Ces eaux sont à la fois excitantes et *toniques résolutives* par excellence; elles augmentent les sécrétions de l'estomac, du foie et des intestins, (ce qui rend les matières fécales moins consistantes), ne provoquent point de coliques, n'affaiblissent nullement le ton des organes digestifs; si l'on y joint l'accélération de la métamorphose organique, on comprendra aisément qu'elles exercent une influence favorable sur la nutrition générale du corps et sur celle des organes isolément. L'activité des sécrétions et des excrétions physiologiques du canal digestif entraîne une perte abondante de matériaux; la nutrition du corps perd ainsi en quantité, mais elle gagne en qualité, grâce à l'heureuse direction de la transformation organique.

Cela posé, on comprend l'action sérieuse d'une cure de quatre à six semaines à Marienbad, et l'on s'explique sans peine la diminution de volume et de poids qu'elle produit chez les gens affectés d'obésité. Chaque année, un nombre assez considérable de baigneurs y laissent une partie de la graisse qu'ils avaient de trop, et diminuent de poids par la seule vertu de l'eau prise en boisson. N'est-il pas permis d'espérer davantage d'une méthode thérapeutique scientifiquement établie, et combinée avec l'emploi de ces mêmes sources? Une semblable cure, je ne saurais trop le dire, ne doit être entreprise que sous une direction médicale, si l'on ne veut s'exposer à des suites fâcheuses, ou du moins à un insuccès.

Boire sans mesure d'une ou de plusieurs sources, n'est pas le véritable chemin de la réussite, pas plus que se purger sans mesure, préjugé cependant fort répandu parmi les gens obèses, et contre lequel je ne cesse de m'élever : l'expérience m'a appris qu'en faisant boire de petites quantités de Kreuzbrunnen ou de Ferdinandsbrunnen, si je n'obtiens pas toujours de fortes évacuations, j'arrive néanmoins à une diminution plus marquée de la masse adipeuse. J'ai vu à plusieurs reprises, dans une cure de réduction de six semaines, se fondre de cette façon 50 à 60 livres, sans aucun préjudice à la santé.

Quand il s'agit de femmes grasses, qui sont assez fréquemment anémiques, je ne conseille pas une purgation énergique, parce qu'elle n'entraîne qu'une diminution momentanée de la graisse, sans aucun résultat permanent, et détermine facilement la tendance à l'état hydropique. Il est bon, dans les cas d'anémie, de prescrire les sources ferrugineuses de Marienbad, le Carolinen et l'Ambrosius, alternativement avec le Kreuzbrunnen.

Je dois rappeler qu'il est nécessaire de favoriser la cure

par un agent pharmaceutique, quand l'embonpoint se complique d'autres affections, ou bien quand l'accumulation de la graisse est par trop considérable, et demande une résolution plus active. L'usage interne de l'iode, de la digitale, de la scille, du savon, ont concouru quelquefois vers ce but avec assez de succès. J'emploie depuis longtemps des pilules dont je fais prendre 3 à 5, matin et soir; pilules à base alcaline, s'unissant à la graisse de l'économie, et formant un savon qui par sa solubilité est facilement expulsé; je les appelle *pilules de réduction*. Elles paraissent faciles à prendre aux malades, ne leur inspirent aucun dégoût, et ne leur causent aucun préjudice. Elles sont particulièrement utiles contre la stérilité provenant de l'embonpoint; les femmes perdant leur graisse, conçoivent plus aisément et mettent au monde avec moins d'effort et de danger ; je pourrais m'appuyer ici sur de nombreuses preuves.

Que de ressources variées nous offre la station de Marienbad ! Sa situation (1912 pieds au-dessus du niveau de la mer), dans une vallée pittoresque dont les sommets environnants sont ombragés de bois de pins qui les couronnent; l'avantage d'un climat assez frais (température moyenne 6 degrés Réaumur), d'un air toujours pur et léger, riche en ozone et en oxygène qui restaure et vivifie l'organisme ; les longues courses à pied, favorisées par les belles promenades tracées dans la montagne ; le soin avec lequel certains hôtels ont organisé pour les malades dont il s'agit, un régime de réduction; le plaisir de vivre ensemble et de se communiquer ses impressions, les rapports journaliers entre les malades et leur médecin; l'exactitude et la rigueur de l'examen médical, etc. J'ai déjà parlé des moyens curatifs : les deux sources principales, le Kreuzbrunnenn et le Ferdinands-brunnen, ces deux agents antigraisseux par excellence ; les sources ferrugineuses du Carolinen et de l'Ambrosius, après elles la Waldquelle et la Rudolphsquelle, enfin les bains ferrugineux, les bains de boue, de vapeur et de pointes de pin. Toutes ces conditions réunies me per-mettent d'attribuer sérieusement à Marienbad la spécia-lité du traitement de l'embonpoint, et de conseiller, même de recommander à ceux qui en sont affectés, la *cure de réduction.*

Il est évident qu'à domicile, l'entraînement des affaires et des relations sociales, ou bien la façon de vivre, la difficulté d'une cuisine à part, empêchent les malades d'observer un régime convenable ; les dames surtout se résoudraient difficilement à sacrifier leurs petites habi-tudes de goûters et de friandises, tandis qu'ici elles se mettent facilement au régime et, après la cure, renoncent plus aisément aux coutumes prises. D'un autre côté, les eaux minérales sont plus agréables sur place ; la vie ré-gulière, calme, exempte de soucis et d'infractions à la règle, l'exemple encourageant des compagnons de souf-france qu'on y rencontre, constituent un ensemble de circonstances bien plus propre à se délivrer d'un mal incommode et dangereux (1).

(1) Quelques personnes pourraient désirer savoir jusqu'à quel point le poids de leur corps se rapproche ou s'éloigne de la limite commune. Le poids normal de l'homme a été évalué par le professeur Vogel, de Halle, en prenant la moyenne d'un grand nombre de pesées ; cette moyenne, résultat d'expériences faites sur 3000 personnes de quinze à quarante ans, se monte à 134 livres (poids du Zollverein). Après quarante ans le poids moyen augmente.

OBSERVATIONS

RELATIVES A LA CURE DE RÉDUCTION.

1867 et 1868

I. — M. de J., Valaque, me consulta en juin de l'année passée au sujet de son embonpoint rapidement progressif. C'était un homme de vingt-quatre ans, ayant 5 pieds 2 pouces, pesant environ 298 livres ; il digérait bien, mangeait avec une certaine voracité ; son mal venait d'une trop grande inclination pour la bonne chère, de l'abus des bières fortes, des liqueurs et des vins doux, de l'absence d'exercice actif, car il passait la journée étendu dans sa berline ; son ventre avait une circonférence de 56 pouces (142 centimètres), ses cuisses de 32 pouces (80 centimètres) ; il marchait avec peine, manquait d'haleine, était sujet à de fréquentes céphalalgies, à des étourdissements, à une somnolence continuelle. Sa constitution était lymphatique, sa face pâle et bouffie, les battements du cœur et du pouls faibles et lents. Il avait déjà consulté plusieurs médecins, et subi un traitement hydrothérapique sans résultat durable. Je lui prescrivis une diète rigoureuse, de l'exercice, des frictions à froid, trois fois la semaine un bain de vapeur, le Ferdinandsbrunnen et le Carolinenbrunnen, deux doses de mes pilules alcalines. Après une cure de six semaines, il avait perdu 60 livres sans qu'il s'en trouvât plus mal. J'ai appris plus tard qu'il avait continué le régime à domicile, et qu'il ne pesait plus que 202 livres.

II. — Une dame russe, d'environ vingt-quatre ans, fut dirigée par les médecins vers Carlsbad pour se délivrer de son obésité ; six semaines de cure ne lui enlevèrent que 5 livres. En août, elle vint à Marienbad. Son poids était de 205 livres, sa taille de 5 pieds 1 pouce, sa circonférence de 47 pouces (120 centimètres) ; avec cela, perte de l'appétit, catarrhe chronique de l'estomac, menstruation appauvrie et spasmes. Le régime, l'eau du Kreuzbrunnen et du Ferdinandsbrunnen bue alternativement avec celle de la Waldquelle, et deux doses de mes pilules, lui firent perdre en sept semaines 58 livres, et la délivrèrent de la maladie du foie et de l'estomac ; elle se porte très-bien aujourd'hui.

III. — M. A., négociant d'Ostrau, m'est adressé à Marienbad : poids 198 livres, contour de l'abdomen 45 pouces (110 centimètres), constipation, enrouement prononcé. Cure de trois semaines, perte de poids 21 livres, l'enrouement était tout à fait disparu, les évacuations régulières, le bien-être général.

IV. — Un monsieur de Paris se plaignait de fréquentes congestions à la tête, d'assoupissements, de somnolence, d'étourdissements ; il avait eu déjà une légère attaque d'apoplexie. Corpulence assez marquée, poids 175 livres, taille 5 pieds 3 pouces. En 15 jours de cure, il perdit 15 livres ; ses affaires le rappelant chez lui, il ne put continuer. Je le revis à Paris au mois de février ; il perdit encore 25 livres par l'effet du régime.

V. — Il s'agit d'une dame de Breslau : 28 ans, bonne constitution ; poids 175 livres, taille 5 pieds 1 pouce, tour de ventre 108 centimètres. Elle se rappelle qu'après sa première couche elle prit tout à coup une rotondité inaccoutumée et que la menstruation s'appauvrit. Il n'y eut plus de grossesse nouvelle, et son incommodité ne fit qu'augmenter.

28 juillet. Commencement de la cure à Marienbad ; diète de réduction ; Kreuzbrunnen et Ferdinandsbrunnen, bains de vapeur, pilules. Quatre semaines écoulées, elle avait perdu 28 livres. Elle continua sa cure chez elle ; trois mois plus tard, m'a-t-on dit, elle se trouvait en position intéressante, et se portait très-bien.

1868

I. — Un monsieur de la Bohême, trente-quatre ans, tempérament lymphatique, poids 242 livres, n'a d'autre maladie que son embonpoint. Je le soumets à la diète de réduction, au régime rouge, à l'exercice ; je prescris pour boisson l'eau de Kreuzbrunnen et de la Waldquelle, trois bains de vapeur par semaine, trois doses de pilules de réduction. En six semaines il avait perdu 48 livres.

II. — Un Hongrois, âgé de cinquante ans, tempérament cholérique ; poids 180 livres, ventre développé ; digestions mauvaises, constipation, tuméfaction du foie, vertiges et migraines. Diète de réduction, Kreuzbrunnen chauffé pour boisson, bains de vapeur, frictions. En cinq semaines, perte de poids 28 livres ; état général satisfaisant.

III. — Un Silésien, tempérament lymphatique, poids 181 livres, ventre développé, avait des vertiges, une céphalalgie périodique, des insomnies. Cure d'un mois à Marienbad avec addition de deux doses de mes pilules de réduction. Perte de poids 19 livres ; affaissement de l'abdomen et disparition des symptômes morbides.

IV. — Un propriétaire de la Moravie, quarante-deux ans, taille élevée, poids 291 livres, se plaignait de dyspnée, de pesanteur de tête et d'insomnie. Cure de quinze jours ; perte de poids 26 livres, disparition des symptômes morbides.

V. — Un monsieur d'Aix-la-Chapelle, quarante-neuf ans, lymphatique, poids 210 livres, souffrait depuis deux ans de douleurs goutteuses, et portait des nodus aux pieds et aux mains ; il ne pouvait monter les escaliers. Régime rouge ; eau du Ferdinandsbrunnen, bains de vapeur, applications froides. Diminution de 25 livres en trois semaines ; il peut faire des courses dans les montagnes.

VI. — Un monsieur de Ratisbonne, cinquante ans, abdomen développé, pesant 183 livres, est affecté de dyspnée, de céphalalgie et d'insomnie. La percussion indique un amas graisseux autour du cœur et de l'origine de l'aorte ; on constate par chaque troisième pulsation une intermittence du cœur et du pouls. Régime blanc, Kreuzbrunnen chauffé, bains de vapeur, deux doses de pilules de réduction. Durée du traitement, trois semaines. Au bout de quinze jours, il n'avait perdu que 11 livres, mais il n'y avait plus de troubles dans le rhythme circulatoire.

VII. — Un Polonais, trente-quatre ans, pesant 279 livres, avait le ventre pendant sur les cuisses et les mouvements très-gênés ; il se plaignait de congestions vers la tête, et portait un eczéma qui passait des mains aux pieds. Régime blanc, végétal ; eaux du Kreuzbrunnen et du Ferdinandsbrunnen, bains de vapeur, pommade de goudron. Traitement de cinq semaines : perte de poids, 29 livres. Depuis cette époque il a continué la cure et perdu encore 15 livres, total 44.

VIII. — Une dame polonaise, vingt-six ans, ayant pris de l'embonpoint en un temps très-court, pesait 159 livres. Elle mangeait peu d'habitude, avait de la constipation ; l'écoulement menstruel était très-pauvre, la voix enrouée. Cure de trois semaines : perte de poids, 18 livres, retour de la voix et du bien-être.

IX. — Une dame prussienne, trente-huit ans, poids 176 livres, visage coloré, a des palpitations, des congestions vers la tête, des troubles dans les règles. Régime blanc, Kreuzbrunnen chauffé et additionné de sel de Marienbad. Au bout d'un mois, elle avait perdu 23 livres et se trouvait bien.

FIN.

Paris. — Imprimerie de E. MARTINET, rue Mignon, 2.